AF410981

MÉMOIRE

SUR UNE LARGE COMMUNICATION

ENTRE LA

VEINE PORTE

ET LES

VEINES ILIAQUES DROITES

1408.74. — Boulogne (Seine). — Imprimerie JULES BOYER et Cⁱᵉ.

LARGE COMMUNICATION

ENTRE LA

VEINE PORTE

ET LES

VEINES ILIAQUES DROITES

PAR

Carlo GIACOMINI

MEMBRE DE L'ACADÉMIE DE MÉDECINE DE TURIN

PROFESSEUR D'ANATOMIE TOPOGRAPHIQUE, ETC.

MÉMOIRE TRADUIT ET ANNOTÉ

PAR

E. LABBÉE

Rédacteur en chef du *Mouvement Médical*

ET

A. AUBEAU

Secrétaire de la Rédaction.

PARIS

LIBRAIRIE GERMER-BAILLIÈRE

17, RUE DE L'ÉCOLE-DE-MÉDECINE, 17

—

1874

Al E. Labbée, redattore del Mouvement medical.

Paris.

PREGEVOLE COLLEGA

Mi vorrete perdonare se ho ritardato fino ad ora per ringraziarvi delle fedele riproduzione della mia memoria nel vostro distinto Giornale ; e tanto più sono indebito di farlo per le importanti note, che voi ed il vostro collega Aubeau, avete voluto aggiungerci a maggior illustrazione di quanto son venuto esponendo. Jo sarò ben lieto se potro ricontracambiare la vostra gentilezza e dimostrarvi in qualche modo la mia gratitudine.

Ho visto con sommo piacere come il dottore Fiouppe abbia communicato alla *Société anatomique* un caso di cirrosi del fegato, con ristabilemento della circolazione per le vene esofagee.

Malgrado questo caso non riguardi direttamente la mia osservazione, come voi avete saviamente fatto notare (nel penultimo numero del vostro giornale), tuttavia serve ad illustrare la storia di quella malattia e le communicazione tra la vena porta e le vene della circolazione generale.

Ma ho letto con molto maggiore sodis fazione due osservazioni pubblicate nel *The Journal of anatomy and Physiology*, novembre 1873, page 149. *Two cases of persistent communication between the umbilical and portal veins in the human subject* — by A. RUSSELL — le quali vengono sempre pici in conferma dell' opinione del Sappey e Robin, alla quale io ho cercato di dare maggior sviluppo nella mia nota, vale a dire che la vena ombellicale hon ha anastomosi colle vene delle parete addominale e che quindi non è essa che stabilisce la communicazione tra queste vene e la porta.

E di fatti il dottore Russell ebbe a dissecare alla scuola di Edimborgo, nel passato anno, un nomo con fegato cirrotico considerevolmente ingrandito per degenerazione grassa, nel quale la vena ombellicale pervia in tutta la sua lunghezza finiva in *cul de sac* in mezzo alle pareti addominali. Un iniezione convenientemente praticata dimostro nessune communicazione con le vene delle parete addominale.

Nel secondo caso osservato dal dott. Russell la vena ombellicale era pervia per un certo tratto, vale a dire fino due pollici del fegato, nel qual punto essa era obliterata in mezzo al legamento falciforme, ed essa formava un diverticolo del sistema della vena porta.

Son lieto che questi due casi publicati subito dopo la mia nota vengono a confermare quanto io diceva a pag. 36, a proposito di cio che gia aveva osservato G. E. Schulze.

. . . .

Rinnovo a voi, ed al Sig. Aubeau, i miei ringraziamenti edi sensi della più distinta stima.

Vostro collega,

Giacomini.

Turino. 20 maggio 1874.

A M. E. Labbée, rédacteur du Mouvement médical.

Paris.

Estimable collègue,

Vous me pardonnerez d'avoir attendu jusqu'à ce jour pour vous remercier de la fidèle traduction de mon mémoire. Je vous suis d'autant plus obligé que vous et votre collègue Aubeau avez bien voulu y joindre des notes importantes pour la parfaite intelligence des faits que j'ai exposés.

Je serais très-heureux qu'une circonstance me permit d'en user de même à votre égard et de vous prouver ma gratitude de quelque manière.

J'ai appris avec plaisir la lecture faite par M. Fiouppe. à la Société anatomique, d'un cas de cirrhose du foie avec rétablissement de la circulation par les veines œsophagiennes. Bien que ce cas n'ait pas trait directement à mon observation, comme vous le faites sagement remarquer, il peut toutefois jeter un jour nouveau sur l'histoire de cette maladie et sur les communications entre la veine porte et les veines de la circulation générale. Deux observations publiées dans *The journal of anatomy and physiology*, 9 *décembre* 1873, *page* 149. m'ont procuré une vive satisfaction. *Two cases of persistent communication between the umbilical and portal veins in the human subject — by A. Russell.*

Ces observations confirment encore l'opinion de *Sappey* et de *Robin*, que j'ai essayé de développer dans ma note. C'est-à-dire que *la veine ombilicale ne peut s'anastomoser avec les veines des parois abdominales, et que, par conséquent, elle n'établit jamais la communication entre ces veines et la veine porte.*

En effet, le Dr Russell eut à disséquer, l'an passé à l'école d'Édimbourg, un homme dont le foie cirrhotique était considérablement hypertrophié par dégénérescence graisseuse. Dans ce sujet, la veine ombilicale perméable dans tout son parcours, se terminait en cul-de-sac au milieu des parois abdominales. Une injection convenablement pratiquée prouve qu'il n'existe aucune communication avec les veines des parois abdominales. Dans le second cas observé par le Dr Russell, la veine ombilicale était perméable sur une certaine étendue ; c'est-à-dire jusqu'à deux pouces du foie où elle s'oblitérait dans le ligament falciforme, de façon à former un diverticulum du système de la veine porte.

Je suis heureux que ces deux cas publiés immédiatement après ma note viennent confirmer ce que je disais à propos de l'observation de G.-E. SCHULZE.

Je vous renouvelle, ainsi qu'à M. Aubeau, mes remerciements et l'assurance de ma profonde estime.

Votre collègue,

GIACOMINI.

Turin, 20 mai 1874.

LARGE COMMUNICATION

ENTRE LA

VEINE PORTE

ET LES

VEINES ILIAQUES DROITES

[Ce mémoire aussi intéressant que savamment conçu, que nous sommes heureux de publier, est dû au Docteur Carlo Giacomini de Turin, professeur chargé de la chaire d'anatomie topographique et membre de l'Académie de médecine de la même ville. Comme il le dit lui-même en commençant son travail, la rareté du fait, son importance tant anatomique que physiologique et pathologique, dispensent d'entrer dans de longs détails pour expliquer l'opportunité de cette publication.

En effet, peu de cas de communication entre la veine porte et les veines iliaques droites, ont été notés par la science.

Les écrits les plus intéressants sur ce sujet sont dus à MM. Sappey et Robin, et cette nouvelle observation, comme nous l'écrit l'éminent professeur de Turin dans une lettre datée du 10 février dernier, n'est qu'une confirmation des travaux de nos savants anatomistes.

Une douzaine d'observations seulement ont pu être réunies par le Docteur GIACOMINI. Sur ce nombre cinq sont empruntées à M. SAPPEY; les autres pour la plupart sont plus anciennes.

Or, les études de M. le professeur Sappey sur les veines portes accessoires qui jouent un si grand rôle dans ces anomalies anatomiques, datent de 1859 ; il s'en suit donc, que les observations antérieures à cette époque manquent d'exactitude dans leurs détails.

Cette raison, fut-elle seule, nous aurait déterminés à traduire le mémoire d'un homme aussi compétent que celui qui a fait de ces questions l'étude de toute sa vie.

Reproduire les quelques lignes qui servent d'introduction à un autre ouvrage (1) de l'anatomiste italien, c'est assez dire son caractère :]

« L'amphithéâtre n'est pas le meilleur moyen dont nous
« disposions pour apprendre la structure et la disposition
« des différentes parties de notre corps, connaissances qui
« nous permettent de bien saisir le mécanisme de la vie, il
« est aussi une source féconde et inépuisable de faits tou-
« jours nouveaux et intéressants, faits qui bien étudiés et
« savamment synthétisés, peuvent nous être d'un grand
« secours pour établir ou confirmer les lois qui président
« à la formation de notre organisme, ou pour nous donner
« raison de certains faits pathologiques, qui autrement res-
« teraient à jamais inconnus.

« Un cadavre patiemment et minutieusement disséqué
« nous présente tant et de si intéressantes particularités
« dans la distribution et dans les rapports mutuels des élé-
« ments anatomiques, des tissus et des organes ; il nous
« manifeste, d'autre part, tant d'infractions à cet état que

______

(1) *Osservazioni anatomiche per servire allo studio della circolazione venosa delle extremità inferiore* (juillet 1873).

« l'on a reconnu normal, qu'il nous est permis de douter de
« la vérité de la sentence : « *L'étude de l'anatomie descrip-*
« *tive est épuisée.* »

« Que les patientes recherches des anatomistes aient
« porté l'anatomie descriptive à un haut degré de perfec-
« tion, personne n'en a jamais douté ; mais néanmoins
« restent encore, nombre de points controversés, quantité
« de faits à éclaircir, sans compter ceux que l'on n'a pas
« encore découverts ! Aussi l'observateur, si modeste qu'il
« soit, si limitée que puisse être sa sphère d'action, se
« trouve-t-il encore en état de fournir une ample moisson
« de matériaux qui nous rapprochent toujours de plus en
« plus de la perfection. »

[Inutile de faire un rapprochement entre ces paroles
et le travail qui va suivre. Le fait en soi parle assez
haut pour n'avoir pas besoin de commentaires. Il ne
nous reste donc plus qu'à prévenir nos lecteurs qu'à
l'œuvre originale nous avons ajouté quelques rares
notes qui n'ont trait du reste, qu'à la partie bibliogra-
phique.

Cela dit, laissons la parole à l'auteur.]

Le 29 mars 1872, Margherita Costantino de Rivarole,
âgée de 22 ans, domestique, se présentait à la clinique du
professeur NICOLIS. De l'histoire anamnestique résulte
qu'elle n'eut à souffrir d'aucune maladie importante dans
son enfance. Elle fut vaccinée et, à 14 ans, eut la rou-
geole. Les règles apparurent avec de grandes souffrances à
l'âge de 18 ans ; plus tard, elles furent suspendues pendant
sept mois ; la malade, pour cette raison, fut soumise à un
traitement ferrugineux. En 1871, elle fut atteinte de
fièvres périodiques avec splénalgie.

Huit jours avant son entrée à l'hôpital, à la suite de
phénomènes rhumatismaux, elle ressentit au côté gauche
une douleur accompagnée de toux et de dyspnée ; ce qui
l'obligea d'abandonner son travail.

— A l'examen, l'on diagnostiqua : *Hydrothorax gauche*
par pleurésie aiguë. — Catarrhe bronchio-pulmonaire et

hypertrophie considérable de la rate, avec irritation gastro-intestinale.

On l'assujettit à un traitement particulier, et, le 2 avril, le professeur Nicolis pratiquait la thoracentèse, qui lui donna 1600 grammes de liquide. A partir de cette époque, la malade alla toujours de mieux en mieux. Toutefois, elle se plaignait souvent d'entéralgie qui survenait la nuit principalement et causait l'insomnie; de plus, elle était aussi tourmentée par de fréquentes et douloureuses céphalalgies.

Le 5 mai, à 6 heures 1/4, après un repas copieux qu'elle fit en se soustrayant à la surveillance des infirmiers, elle fut prise de faiblesse au moment où elle allait se tourner dans son lit; à 6 heures 3/4, elle n'était plus qu'un cadavre.

Je pratiquai l'autopsie à l'Institut anatomique 36 heures après le décès. Traces de putréfaction, après avoir examiné les organes encéphaliques et les viscères contenus dans la cavité thoracique, viscères qui ne présentaient rien à noter, si ce n'est une anémie prononcée, des adhérences pleurales, fortes à gauche, légères à droites, avec infiltration de tubercules miliaires dans les deux poumons.

Je procédai à l'examen de l'abdomen.

L'incision des parois abdominales à peine pratiquée un peu à gauche de la ligne blanche, je vis que tout l'hypocondre de ce côté et la région colique du même côté étaient occupés par la rate, énormément développée dans tous ses diamètres, et appuyant son extrémité inférieure sur la fosse iliaque gauche. A la face interne de la rate existait une vaste tumeur noirâtre, couverte par le feuillet péritonéal qui se porte de la face antérieure de l'estomac à la partie antérieure de la face interne de la rate. Je constatai que cette tumeur était formée par un énorme caillot sanguin contenu entre les feuillets du péritoine qui constituent l'épiploon gastro-splénique. A la quantité de sang extravasé, je jugeai que la cause immédiate de la mort fut l'hémorrhagie survenue entre lesdits feuillets péritonéaux. Pas une goutte de sang n'existait dans la cavité du péritoine, quelques cuillerées de sérosité seulement.

En mesurant la rate, je trouvai comme diamètre longitudinal 29 centimètres, et 23 centimètres de diamètre antéro-postérieur vers son tiers inférieur; elle pesait 1660 grammes.

L'estomac se présentait largement distendu avec état catarrhal de sa muqueuse.

Pendant que j'essayai de porter au dehors la partie

droite de la paroi abdominale, j'observai sur la face profonde et précisément au voisinage de la ligne blanche un canal tortueux vide de liquide et légèrement gonflé d'air qu'un examen superficiel me fit prendre pour une anse intestinale à cause de son volume, de sa conformation et de son contenu. Je m'étonnai profondément de le voir étroitement adhérent aux parois de l'abdomen et maintenu par le péritoine pariétal qui le revêtait dans la moitié ou les trois quarts de sa circonférence. Un examen plus attentif me fit voir que ce canal, d'une part, s'enfonçait dans le bassin au côté droit du pubis, d'autre part, s'introduisait entre les deux feuillets du péritoine qui constituent le ligament suspenseur du foie, puis se portait en même temps que les restes fibreux de la veine ombilicale au sillon transverse du foie, en suivant le sillon longitudinal gauche. Ne pouvant me rendre compte immédiatement d'une semblable disposition, je remis à plus tard l'examen de la pièce pathologique. Toutefois, je constatai que le foie décoloré à sa surface, était un peu diminué de volume et çà et là mamelonné superficiellement. C'était un foie évidemment et profondément cirrhotique, comme le démontra l'examen microscopique que je pratiquai avec le professeur Bizzozero, et qui nous fit trouver les capillaires de la veine porte complétement obstrués.

Le canal veineux était fermé et normal; la veine cave ascendante était complétement entourée sur un court trajet par la substance du foie. La vésicule du fiel contenait une médiocre quantité de bile; les canaux hépatique, cystique, et cholédoque étaient normaux.

Les veines sus-hépatiques se présentaient béantes et normales au point de leur union avec la veine cave inférieure. — Il n'y avait pas d'autres particularités qui méritassent d'être signalées.

Mais ayant pu examiner la pièce anatomique avec des soins plus minutieux, je rencontrai les particularités suivantes :

La veine splénique a un diamètre d'environ 16 millimètres. (Fig. 2e B). Un peu avant de recevoir la veine petite mésaraïque, elle présente un léger renflement fait aux dépens de la paroi postérieure de la veine. La veine grande mésaraïque (A) a un diamètre de 12 millimètres: le tronc de la veine porte un diamètre de 18 millimètres à 2 centimètres.

Arrivée en correspondance du sillon transverse du foie, cette veine présente un renflement et se divise en ses deux branches (fig. 2ᵉ C). La branche droite (D), d'un diamètre de 10 millimètres environ, s'enfonce bientôt dans le lobe droit du foie (III), et se divise presque aussitôt en rameaux multiples. La branche gauche, volumineuse du double, fait une légère courbure dont la concavité est tournée à droite et après un parcours libre de 6 centimètres se dilate en un renflement plus prononcé que le premier.

De cette dilatation, à droite et en bas, part la veine ombilicale (G), qui dans notre cas est complétement fermée et représentée par un cordon fibreux; — à gauche, part une branche assez volumineuse (E) qui se cache dans le lobe gauche du foie (IV), où elle se divise et se subdivise; — de la partie supérieure de ce renflement partent deux autres rameaux visibles (FF"), l'un droit et l'autre gauche, qui s'enfoncent aussi dans le lobe gauche du foie, mais, au lieu de s'y distribuer, ils se constituent après un trajet tortueux en deux canaux qui vivent dans la substance parenchymateuse et se réunissent en un tronc unique très-visible (K) qui va constituer le canal que j'ai vu cheminer dans le ligament falciforme et sur la face profonde des parois abdominales (K'K'). Donc ce canal, que j'avais pris pour une anse intestinale, ne serait qu'une grosse veine qui sortirait du foie, ou mieux de la branche gauche de la veine porte, et irait s'unir plus bas dans les veines iliaques droites, comme nous le verrons plus loin.

Cette veine sort du foie en parcourant la partie antérieure de son sillon longitudinal gauche. La veine ombilicale, ou mieux son cordon fibreux (G), suit une ligne parallèle et s'arrête à la partie inférieure. Pendant qu'il parcourt le sillon longitudinal gauche, le tronc veineux (K) ne reste pas libre, mais contracte des adhérences avec la substance hépatique dans sa partie supérieure et, en l'examinant du bord antérieur du foie au sillon transverse, on s'aperçoit que les adhérences deviennent de plus en plus étendues jusqu'au moment où il est complétement recouvert par la substance parenchymateuse. C'est alors que se présente la division en deux rameaux dont j'ai parlé plus haut. Si nous les considérons dans la position normale du foie, l'un peut s'appeler antérieur, l'autre postérieur. Le premier forme une légère courbure dont la convexité regarde en haut, puis s'unit bientôt au rameau droit (F', droit par rapport au sujet que nous examinions). Le rameau postérieur a un trajet plus long; il passe derrière le précédent, forme une convexité plus prononcée et s'unit aussi au rameau gauche (F) de la branche gauche de la veine porte. La disposition que prennent les rameaux du tronc veineux pour s'unir à ceux de la veine porte, pourrait être comparée à un chiffre 8 très-irrégulier, comme on peut voir par la figure seconde F F'. Ce chiffre 8 reste entièrement caché dans la substance propre du foie, de manière à venir presque rejoindre la face supérieure de cet organe, immédiatement à droite de l'insertion du ligament supérieur. Il m'a fallu faire une véritable dissection pour mettre en évidence cette particularité. En faisant cette dissection, j'ai encore observé que les deux divisions du tronc veineux envoyaient des rameaux à la substance du foie, et que ces rameaux s'y distribuaient de la même manière que les rameaux de la veine porte (H).

Après ces rapports avec le foie, le tronc veineux chemine dans l'épaisseur du ligament suspenseur tout en restant à une certaine distance du bord libre de ce ligament, puis dans les restes fibreux de la veine ombilicale. A la rencontre des deux tiers supérieurs et du tiers inférieur du ligament suspenseur, se détache de la partie inférieure de ce tronc veineux un rameau de la grosseur d'une veine saphène interne (L), lequel se replie en haut et suit le ligament suspenseur jusqu'au diaphragme (L'). En ce point, il se continue avec la veine diaphragmatique inférieure droite, et va déverser son contenu dans la veine cave ascendante, au moment où celle-ci se glisse dans l'ouverture du diaphragme. Plus bas, le tronc veineux s'avance davantage vers le tronc fibreux de la veine ombilicale, avec lequel il n'a, du reste, que des rapports de voisinage ; puis il entre avec lui dans le canal ombilical pour s'approcher de la cicatrice de l'ombilic (O).

Pendant qu'il parcourt le canal ombilical, il reste couvert non-seulement par le péritoine, mais encore par des traits qui, dans notre sujet, étaient très-manifestes et constitueraient le *fascia umbilicalis*, si bien décrit par Richet. Le canal ombilical s'était considérablement développé pour donner passage à ce tronc veineux. A l'ombilic, le cordon fibreux de la veine ombilicale s'insère sur la cicatrice, pendant que le tronc veineux passe à droite.

Comme, dans notre sujet, le *fascia umbilicalis* cesse aux abords de l'ombilic, il advient que le tronc veineux n'est plus couvert que par le péritoine ; il forme alors deux inflexions très-prononcées, puis s'introduit sous l'aponévrose postérieure du muscle droit antérieur de l'abdomen.

Lorsqu'il décrit sa seconde inflexion, le tronc veineux n'est plus unique, mais de sa partie interne se détache un rameau (d'un tiers plus petit en diamètre que le tronc principal), qui court parallèlement au tronc qui lui a donné naissance, sur un long espace de la région sous-ombilicale ; quand ces deux rameaux ont gagné en profondeur au-dessous de l'aponévrose postérieure du muscle droit antérieur, ils entrent en rapport avec l'artère épigastrique (5), dont ils semblent être les satellites. L'artère épigastrique accompagne le tronc veineux unique ou bipartie jusqu'à l'arcade crurale.

Dans son trajet, du sillon transverse du foie à l'ombilic, le tronc veineux est unique et prend une allure un peu tortueuse y compris les inflexions renfermées dans le plan du ligament suspenseur.

De l'ombilic à l'arcade crurale, le tronc veineux s'avance beaucoup plus irrégulièrement : il présente des dilatations, des aréoles et plusieurs anfractuosités, il n'est plus unique, mais se divise en rameaux de divers volumes pour n'en former plus qu'un dans la suite. Il forme ainsi trois îles veineuses : L'une supérieure très-allongée, l'autre moyenne plus courte ; les rameaux qui la circonscrivent ont un volume à peu près égal. Enfin une troisième plus petite à proximité du point où le tronc veineux va se jeter dans les veines iliaques droites. En cet endroit, le tronc veineux

se trouve entre le muscle droit de droite et son aponévrose
postérieure ; toutefois dans sa partie inférieure après avoir
dépassé les arcades de Douglas, il n'est plus couvert que
par le péritoine et enroulé dans le tissu cellulaire lâche sous-
péritonéal. Arrivé derrière l'arcade crurale, le tronc veineux s'unit dans sa partie la plus large (P) à la veine
iliaque externe (I. e) au point même où dans l'état normal
s'abouche la veine épigastrique. Cependant de la partie
interne du tronc partent deux rameaux qui, après un court
trajet, se réunissent de nouveau pour former un tronc unique, qui se jette dans la veine obturatrice (R) et par là
dans la veine iliaque interne droite (I. i).— Si, dans le cas
en question, ces rameaux ne se trouvaient être d'un volume
un peu exagéré, ils représenteraient exactement les anastomoses qui dans l'état normal se forment constamment
comme j'ai eu plusieurs fois occasion de l'observer, entre la
veine épigastrique et la veine obturatrice, quand les artères
de même nom ne présentent pas les mêmes dispositions.

La veine iliaque externe droite (Ie), après avoir rencon-
tré la veine épigastrique énormément développée comme
je viens de le dire, augmente du double environ de son volume normal ; à part cette particularité, elle se dirige en
haut comme d'ordinaire et va rejoindre la veine hypogastrique (I. i) elle-même légèrement dilatée, pour former la
veine iliaque primitive droite, et de là la veine cave inférieure (T).

Dans la région sous-ombilicale accompagnant le tronc
veineux décrit plus haut, et cheminant sur sa surface profonde, on trouve l'artère épigastrique (2). Pour cette raison, ce tronc veineux ne serait, comme je l'ai déjà dit, que
la veine compagne de l'artère épigastrique qui, par un dé-
sordre spécial de la circulation veineuse de la veine porte,
a pris ce développement considérable.

L'artère épigastrique, au moment où elle se porte en haut,
se distribue aux parois abdominales. Un premier rameau
se détache de l'artère avant qu'elle entre en rapport avec
l'île moyenne du tronc veineux. Ce rameau (3) est accompagné de deux petites veines qui, à des hauteurs différentes,

se réunissent au tronc veineux principal. Un second rameau se détache précisément vers la moitié de l'île veineuse moyenne ; ce rameau traverse cette île, passe en avant du tronc externe qui la circonscrit et disparaît entre les fibres musculaires du muscle droit antérieur. Pendant que ce second rameau artériel épigastrique perd ses rapports avec la veine principale (4), de cette veine se détache une petite branche qui accompagne l'artère. — Il est bon de noter que les veines qui accompagnent tant le premier rameau artériel épigastrique, que le second, sont légèrement dilatées au voisinage de leur point de jonction avec le gros tronc veineux et conservent ailleurs un calibre correspondant à celui de l'artère qu'elles accompagnent. Cette dilatation s'amoindrit au point où se trouvent les valvules internes des petites veines précédemment nommées.

C'est là une disposition anatomique qui nous indique toujours, abstraction faite de toute autre considération, le cours du sang dans le gros tronc veineux quelque soit du reste le couple qu'on examine. Le sang, en effet, devait descendre en bas de la veine porte aux veines iliaques; s'il avait eu une direction contraire, comme il arrive dans l'obstruction de la veine cave inférieure, les rameaux veineux décrits plus haut auraient été dilatés seulement pendant un court trajet; mais l'ondée sanguine poussée directement contre les valvules les aurait facilement rendues insuffisantes et aurait dilaté les veines dans toute leur étendue ; au contraire, la dilatation était produite par le léger reflux qui survient généralement quand un petit courant se jette dans un courant un peu plus considérable, reflux que suffit à arrêter la première paire de valvules. L'artère épigastrique, après avoir donné ces deux rameaux, poursuit sa marche ascendante, vers la partie supérieure de la grande île veineuse (5), elle s'enfonce entre les deux branches qui forment cette île, puis dans les fibres du muscle droit antérieur de l'abdomen, pour aller s'anastomoser avec les rameaux de l'artère mammaire interne; le tronc veineux, au contraire, de sous-aponévrotique qu'il était, devient sous-péritonéal et, après avoir fait les deux courbes déjà décrites, entre dans le canal ombilical.

J'ai pratiqué dans la partie inférieure de la veine petite mésaraïque une injection à froid avec de l'eau dans laquelle j'avais fait dissoudre de la poudre de bleu d'outremer, afin de voir si le reflux sanguin de la veine porte avait dilaté les vaisseaux anastomotiques, existant entre les veines du plexus hémorrhoïdaire; mais je n'ai rien trouvé qui s'éloignât de l'état normal. Il n'existait non plus aucun état hémorrhoïdaire prononcé.

Le fait que je viens d'exposer minutieusement présente de l'intérêt aux points de vue suivants :

1° Par rapport aux altérations qui se sont produites dans les viscères abdominaux par le regorgement du sang dans la veine porte, et principalement à l'altération qui a causé la mort subite ;

2° Par rapport à la manière dont se rétablit une circulation collatérale, lorsque la circulation de la veine porte est interceptée ;

3° Par rapport aux dispositions d'anatomie normale qui favorisent le rétablissement d'une circulation collatérale.

Pour ce qui est du premier point, nous savons aujourd'hui, que lorsque un vaisseau veineux, (la veine fémorale elle-même) se trouve obstrué de manière à ne plus laisser passer le sang qui d'ordinaire le parcourt, il se produit bientôt un reflux de liquide dans la partie inférieure du point lésé, reflux qui a pour conséquence un épanchement séreux plus ou moins abondant dans le tissu cellulaire sous-cutané et sous-aponévrotique ; puis une dilatation des vaisseaux dans lesquels s'opère ce reflux ; finalement, si l'obstacle persiste, la circulation se rétablit peu à peu au moyen de vaisseaux collatéraux qui prennent un développement proportionnel à la fonction qu'ils doivent remplir. C'est ce qui arrive dans le système veineux de la veine porte.

Un des premiers phénomènes qui se produit lorsque le sang ne peut plus librement circuler dans le foie à cause de la cirrhose, est la stase qui survient dans toutes les veines de cet appareil gastro-intestinal et jusque dans les plus petits capillaires.

Ce reflux s'opère d'autant plus facilement dans notre espèce, que contrairement aux autres mammifères le système intestinal de la veine porte se trouve entièrement privé de valvules. A la stase sanguine succède bientôt l'extravasation séreuse dans la cavité péritonéale, puis une dilatation des vaisseaux dans lesquels s'opère cette stase.

Le viscère abdominal qui subit principalement des modifications de par cette altération dans la circulation de la veine porte est la rate : celle-ci augmente de volume, devient hyperplasique, son tissu devient plus dur, résistant, moins friable, et son volume peut augmenter jusqu'au sextuple du volume primitif ; circonstances qui se rencontrent toutes dans notre observation.

Sans vouloir entrer dans l'énumération de toutes les altérations anatomiques et fonctionnelles du tube gastro-intestinal, je m'arrêterai cependant sur un point qui peut avoir un intérêt particulier dans notre cas ; je veux parler des diverses hémorrhagies intestinales et gastriques ; ces hémorrhagies n'ont certainement pas lieu par la dissolution du sang qui survient généralement à la suite des altérations graves des fonctions assimilatrices, mais elles adviennent constamment par rupture de quelques vaisseaux qui n'est pas en état de résister au reflux sanguin.

Depuis longtemps déjà, on avait noté que, chez les individus morts d'hémorrhagies stomacales ou intestinales on trouvait, à l'examen du cadavre, une obstruction du système de la veine porte. Des cas analogues sont rapportés par VESALIO, SCHENCKIUS, TESTA et MELI, reproduites en entier par RAIKEM, (1) et confirmées par les principaux auteurs qui se sont occupés d'une façon particulière des maladies

---

(1) RAIKEM, *Observations, réflexions et aperçus sur quelques affections morbides de la veine porte, et notamment sur l'inflammation, l'oblitération et l'ossification de ce tronc vasculaire ;* mémoire lu à l'Académie Royale de Médecine de Belgique, 1845, page 31.

des organes abdominaux, comme THÉODORE FRERICHS (1), et
H. BAMBERGER (2).

Chez celui qui est atteint de cirrhose du foie, l'hypérémie
mécanique de la muqueuse gastrique et intestinale est produite par l'hémorrhagie qui généralement est capillaire ;
et si cette hémorrhagie concourt à l'affaiblissement de l'organisme déjà profondément compromis, elle n'est pas si
fréquente qu'elle ne soit une cause nécessaire de la cessa-
tion de la vie. Dans notre cas, au contraire, l'hémorrhagie
qui se fit entre les deux feuillets de l'épiploon gastro-splénique, fut, par son abondance et la rapidité avec laquelle
elle advint, la cause de la mort de notre malade, sur laquelle
le traitement avait déjà produit une amélioration notable.

Bien que je n'aie pas cherché à trouver le vaisseau lacé-
ré qui occasionna cette vaste extravasation, je puis néanmoins présumer, presque avec certitude, qu'il était l'un des
vaisseaux veineux qui vont de la rate à la grosse tubérosité
de l'estomac, et qui sont connus sous le nom de *vasa breviòra*
parce que ces vaisseaux, de même que les vaisseaux hé-
morrhoïdaux, se rencontrent plus fréquemment qu'aucune
autre veine abdominale, non-seulement dilatés, mais véri-
tablement variqueux (3).

Je crois aussi que le poids de la rate aussi énormément
développée a contribué puissamment à la lacération de
quelqu'un des vaisseaux ci-dessus nommés, que ce poids a
été la cause déterminante, puisque, comme il résulte des
informations que j'ai recueillies, la malade mourut après un
repas copieux et par suite d'un brusque mouvement du
tronc.

C'est là une conséquence de l'altération de la circulation

---

(1) FRERICHS, *Maladies du foie*, page 339 ; traduction italienne
Naples, 1867.

(2) BAMBERGER, *Maladies du système chylopoétique* ; traduction italienne, Naples, 1873 ; page, 589.

(3) Le professeur SCHOENLEIN observa en 1829, à l'hôpital de Wurtz-
bourg, que, dans un cas d'inflammation de la veine porte avec obstruction, tous les vaisseaux provenant de cette veine étaient extraordi-
nairement variqueux à l'exception des coronaires stomachiques.

de la veine porte, qui, jusqu'à ce jour, autant que je puis savoir, n'a encore été signalée par aucun auteur.

[*Monneret*, dans un mémoire original sur la *cirrhose*, mémoire qui a été lu à l'Académie de médecine et qui se trouve dans les archives de 1852, tome XXIV, page 399, cite cette observation curieuse (obs. IV) :

« Abraham (Louis), âgé de 49 ans, entre à l'hôpital pour une
« maladie caractérisée par de l'ictère, de l'ascite, une émaciation
« extrême, des épistaxis, une hémoptysie abondante, une hémor-
« rhagie par la veine brachiale, ouverte dans une saignée, et enfin
« par un épanchement de 1 kilog. de sang dans la gouttière abdo-
« minale occupée par le rein gauche, la rate et le tissu cellulaire
« extra-péritonéal. La mort eut lieu immédiatement après cette der-
« nière hémorrhagie. La veine porte hépatique était tout-à-fait
« libre (1). »

Et plus loin (p. 401), disant que l'organe hépatique est bien souvent le siége d'hémorrhagies :

« Il ne faut pas rejeter trop a la légère l'opinion antique qui
« attribuait à la veine porte tant de maladies (*porta malorum*). »]

Mais le sang de la veine porte peut prendre différentes voies pour rentrer dans la circulation générale quand le tronc et les capillaires du foie s'oblitèrent.

Ces voies sont les diverses anastomoses que peuvent contracter les veines d'origine de la veine porte avec les diverses branches des veines caves.

C'est ainsi que l'on a noté l'anastomose entre les veines hémorroïdales supérieures et les branches d'origine (moyenne et inférieure) de l'hypogastrique, entre les veines œsophagiennes inférieures (dépendances du système veineux de la veine porte par l'intermédiaire de la coronaire stomachique gauche) et les autres veines œsophagiennes qui se jettent dans les veines caves.

Celles qu'a décrites *Schmiedel* (2) sont moins connues.

---

(1) MONNERET, *Etudes chimiques sur la maladie qui a reçu le nom de Cirrhose du foie.*

(2) SCHMIEDEL, *De varietatibus vasorum, plerumque magni momenti.* Erlangen, in-8°, page 26, et ROBIN, *Bulletin de l'Académie de médecine, de Paris,* t. XXIV, page 962.

Bien qu'elles ne se fassent pas constamment, elles serviront cependant à nous rendre compte de la manière dont peut se rétablir une circulation collatérale. Ces anastomoses se font entre les veines hémorroïdales et les veines vésicales — entre la coronaire stomachique, les veines gastro-épigloïques et les veines rénales — entre les veines courtes et la veine phrénique inférieure gauche — entre la veine pylorique et la veine phrénique inférieure droite — entre la veine mésentérique supérieure et la veine rénale gauche.

Outre ces anastomoses, qui se font au moyen de canaux plus ou moins amples, nous trouvons encore des veines qui, ayant leur origine dans les parois intestinales et se rendant au système de la veine cave au lieu de se rendre à la veine porte, établissent une communication capillaire entre ces deux systèmes, communication qui peut prendre des proportions plus amples par suite de l'oblitération de la circulation de l'un ou de l'autre système. Nous possédons, à ce sujet, les recherches de *Retzius* (1), qui furent publiées à la fin de 1833.

En injectant la veine porte et la veine cave de diverses substances colorantes chez de jeunes sujets, il trouva que des branches veineuses, provenant du duodenum, du colon ascendant et du rectum, se jettent dans la veine cave inférieure à des hauteurs différentes, — que d'autres petites veines se portent du colon ascendant à la veine rénale gauche, — que des branches veineuses assez grosses passent du rectum au plexus veineux spermatique, — et qu'enfin les capillaires sous-péritonéaux donnent naissance à de petites veines qui, d'une part, s'unissent aux rameaux intestinaux de la veine porte, et, d'autre part, se joignent aux veines rénales et à celles du bassin. Les recherches de Retzius

----

(1) RETZIUS A., *Bemerkungen ueber Pfortader und untern Hohlader ousserhalb der Leber* (*Zeitschrift für Physiologie von Tiedmann und Treviranus*); Heidelberg und Leipzig 1833, in-4°, tome V, page 105 — et aussi dans une note insérée dans *Allgemeine Medizinische Zeitung* 1814, page 21, traduite dans les Archives générales de médecine. II série, volume VII, page 118, 1835.

furent confirmées par *Hyrtl* (1), qui trouva encore une communication entre la veine mésentérique et les plexus utérins et vaginaux postérieurs; il vit qu'une veine colique gauche recevait une veinule de l'urèthre.

La ténuité de la plus grande partie de ces anastomoses est cause qu'on en tient peu de compte, qu'on en parle à peine, ou même qu'on n'en dit rien dans nombre de traités d'anatomie, et pourtant toutes nous démontrent comment le système de la veine porte n'est pas entièrement indépendant du système des veines caves; elles nous rappellent aussi les liens étroits qui se manifestent d'autant plus que l'on descend dans la série des vertébrés entre la veine porte et les veines de la circulation générale.

[Le système de la veine porte, dit Cruveilhier, n'est pas aussi complétement isolé du système veineux général qu'on le dit communément. Il communique constamment, par les veines hémorroïdales moyennes, avec les branches de l'hypogastrique; on a vu aussi des branches de communication avec les veines rénales. Ces communications expliquent pourquoi les injections de la veine cave inférieure pénètrent toujours plus ou moins dans le système de la veine porte.] (2.)

Bien que ces communications soient étendues et nombreuses, les faits pathologiques qui les confirment ne leur répondent pas en nombre, à cause peut-être du manque d'examen ou de la difficulté de faire cet examen; le peu d'habitude que l'on a d'injecter les vaisseaux, de quelque genre qu'ils soient, avant de pratiquer une autopsie, est encore une cause qui vient s'opposer à leur découverte.

Toutefois, on trouve enregistrées dans la science des observations sinon nombreuses, du moins convaincantes au sujet de ces dispositions. Nous possédons une observation de *Fauvel*, rapportée dans une thèse de *Gubler* (3), qui nous

---

(1) *Oester*. *med. Iahrb.*, *1838*, et *Istituzioni d'anatomia dell'uomo*. traduction italienne. Naples 1871, page 736.

(2) Cruveilhier, Traité d'anat. descript.. t. III, 1ʳᵉ part., p. 241, 1867.

(3) Gubler, établir, d'après les faits cliniques et nécroscopiques jusqu'ici connus, la théorie la plus rationnelle de la cirrhose; in-4°, 1853.

apprend que, par suite de l'état cirrhotique du foie, les veines œsophagiennes furent trouvées variqueuses, — une autre observation de *Lyons* (1), qui nous parle d'une communication entre les veines mésentériques et les veines lombaires qui se rendaient dans les sinus vertébraux dilatés et qui aurait établi une circulation collatérale, — une troisième observation de *Virchow* (2) qui, dans un cas d'ossification de la veine porte, trouva une communication entre la veine splénique et l'azygos, — une quatrième de *Hirtl* (3), qui a observé dans un fœtus anencéphale avec spina bifida, que la veine de la rate se jetait dans un tronc veineux situé à droite de l'aorte, et qui allait plus loin se jeter dans l'azygos.

[Dans ce cas cité par Hyrtl, la prétendue veine cave inférieure n'était en réalité qu'une azygos anormale.

Abernethy (4) a noté : la veine porte se déchargeait dans l'azygos; mais ici l'azygos était la continuation des deux veines iliaques primitives, et elle avait, dans l'abdomen, la situation de la veine cave inférieure, ce qui fait que le cas a été considéré comme un abouchement de la veine porte dans cette dernière.

Lawrence (5), fait mention d'un autre cas d'aboutissement de la veine porte dans la veine cave inférieure : Le peu de détails ne permet pas de savoir si c'était dans l'azygos qu'elle se jetait réellement.]

Mais les anastomoses dont nous venons de parler ne sont

---

(1) Lyons, *Cirrhose du foie avec restriction de la veine cave inférieure et élargissement de la veine azygos et des sinus vertébraux. (Presse médicale de Dublin*, 1849 et *Schmidts Jahrbücher Sergesammten medicin.* Leipzig, 1850 ; in-4·, tome LXVI, pages 39 et 40.

(2) Virchow, *Varix anastomoticus Zwischen Vena Lienalis und Azygos bei partieller verstropfung und Verknœcherung der Pfortader bei schweren durch Gallensteine beding en Icterus (Verhandlungen der physico-med. Gesellschaft zu Würzburg*, 1856; in-8°, t. VII, p. 21) et *Robin*, Loc. cit.

(3) *Mediz. Jahrbücher der K. K. Oesterreichischen Staaten*, Bd. XXVII; et Luschka, *Die Anatomie des Menschlichen Bauches*, pag. 338.

(4) Abernethy, Philos. Trans, 1793, P. I, p. 59-63.

(5) Medic. chirurg. Tranvs., t. V, p. 174.

pas les seules que la portion veineuse de la veine porte peut contracter avec le système veineux général, et aux moyens desquelles elle peut opérer une circulation collatérale ; nous en avons d'autres qui s'effectuent ou avec le tronc, ou avec la portion artérielle de la veine porte et ces dernières s'opèrent au moyen des veines appelées veines portes accessoires, signalées pour la première fois par *Sappey* (1). Ces veines portes accessoires sont de petites veines qui, après avoir pris naissance de l'estomac — de la vésicule du fiel — des parois des vaisseaux du foie — de la surface inférieure du diaphragme ou de la partie antérieure et sus-ombilicale des parois abdominales, se portent au foie pour se distribuer dans la substance de cet organe à la manière de la veine porte.

Je ne m'occuperai pas des veines portes accessoires qui naissent des organes de la digestion, j'examinerai seulement celles qui naissent du diaphragme ou des parois abdominales, comme celles qui pourront servir à l'observation que j'étudie. Ces veines, en effet, ayant leur racine, les unes à la face inférieure du diaphragme, les autres aux parties sus-ombilicales des parois abdominales et se portant aux feuillets du péritoine qui constituent le ligament suspenseur du foie, les unes pour se distribuer dans sa substance, les autres allant, au contraire, se jeter dans la division gauche de la veine porte, au voisinage de la terminaison de la veine ombilicale, établissent une nouvelle communication entre la portion artérielle de la porte et les veines diaphragmatiques inférieures d'une part, les veines épigastriques supérieures et inférieures et les veines cutanées abdominales d'autre part.

A l'état normal, elles varient comme nombre, amplement anastomosées entre elles et cheminant parallèlement aux restes fibreux de la veine ombilicale, ou adhérentes à ces mêmes restes. Elles sont minces et à peine visibles lorsqu'elles ne sont pas injectées ; mais lorsque, par une affection du

(1) Sappey, *Traité d'Anatomie* ; deuxième édition, volume quatrième pag. 829.

foie, la portion artérielle de la veine porte se trouve altérée
de manière à ne plus livrer passage au sang, la circulation
collatérale se rétablit par ces veines portes accessoires, de
préférence aux autres branches anastomotiques de la portion veineuse de la veine porte, et cela parce qu'elles sont
plus voisines de l'obstruction. Elles prennent alors un volume
très-considérable et des dispositions variées.

L'observation que j'ai rapportée est une preuve convain-
cante de ce que je viens de dire. Si l'on jette, en effet, un
coup d'œil sur la figure 2ᵉ, on voit bientôt qu'à la division
gauche de la veine porte s'unissent deux rameaux tortueux
qui non-seulement se trouvent entourés par la substance
parenchymateuse, mais qui lui cèdent des rameaux (H) qui
s'y distribuent à la manière des artères; au moment où
elles vont sortir du foie, elles se réunissent en un
tronc unique qui suit la veine ombilicale oblitérée dans
toute son étendue entre les deux feuillets du ligament suspenseur. Ce tronc, en un point de son trajet, envoie une
branche qui, se portant en haut jusqu'au point où le ligament suspenseur s'insère à la voûte du diaphragme, se met
en rapport avec les veines diaphragmatiques inférieures
droites, veines qui portent le sang à la veine cave inférieure
pendant que le gros tronc veineux continue sa marche
descendante, comme nous l'avons dit, et va se continuer
par la veine épigastrique droite, qu'il est impossible de
reconnaître à cause de l'augmentation de son volume. Ce
gros tronc veineux ne serait qu'une veine accessoire de
Sappey, énormément développée par la cirrhose du foie,
qui obstruait tous les capillaires de la portion artérielle de
la veine porte. Ce n'est pas là une anomalie veineuse, mais
une exagération de l'état normal.

Bien avant que Sappey fût venu établir d'une façon indis-
cutable ce point d'anatomie normale, il existait déjà dans
la science des faits qui révélaient de la manière la plus
précise la possibilité de ces communications, et Sappey fut
poussé à l'étude et à la découverte de cette disposition par
quelques observations de cirrhose hépatique faite en un
court espace de temps, et qui présentait bien développé

ce mode de circulation collatérale du sang de la veine porte. Toutes les observations que possède la littérature médicale ne sont pas aussi évidentes et aussi exemptes de doute que celle qui vient d'être décrite. D'aucunes, en effet, soit par leur nature, soit par l'insuffisance de détails, soit encore par défaut de description, laissent non résolues des questions de haut intérêt.

Voulant embrasser d'un seul coup d'œil tous les faits observés jusqu'à ce jour, ou pour mieux dire, tous les faits qui me sont connus, afin de faire mieux ressortir les points de contact et les divergences, j'ai cru opportun de les réunir dans le cadre synoptique qui suit, en notant les particularités les plus importantes.

CADRE SYNOPTIQUE DES OBSERVATIONS DE COMMUNICATION ENTRE LA VEINE PORTE & LES VEINES ILIAQUES

NOM DES OBSERVATEURS	PARTICULARITÉS DIVERSES	ÉTAT DU FOIE	VEINE OMBILICALE	TRONC DE COMMUNICATION	OBSERVATIONS
MONRO 1825 (1)		N'est pas mentionné.	*Perméable*, grosse comme le doigt; s'abouche dans la branche ganche de la veine porte et communique avec les veines épigastriques.	Est constitué par la veine ombilicale.	
MÉNIÈRE 1826 (2).	Homme de 41 ans, mort de méningite chronique.	Ne présente pas d'altération.	Il n'est pas fait mention ni de la veine ombilicale ni de la veine épigastrique.	Se détachait de la veine iliaque externe droite, et se jetait dans le sinus de la veine porte très-distendu; cheminait profondément; était de la grosseur de l'index.	On trouva des valvules dans l'intérieur du tronc veineux, valvules qui, par leur disposition, indiquaient que le cours du sang se dirigeait de la veine iliaque à la veine porte.
MANEC 1826 (3).	Homme sexagénaire.	N'est pas mentionné.	Très-distincte dans ses deux tiers inférieurs, se confond avec le tronc veineux dans son tiers supérieur.	Part de la veine iliaque externe droite avec deux rameaux qui bientôt se réunissent et va s'ouvrir dans le sinus de la veine porte. Court profondément le long de la ligne blanche en décrivant diverses flexuosités.	Les veines épigastriques étant normales des deux côtes. Le tronc veineux devenait seul superficiel à l'ombilic. Il n'y avait pas d'ascite.

SUITE DU CADRE SYNOPTIQUE

NOMS DES OBSERVATEURS	PARTICULARITÉS DIVERSES	ÉTAT DU FOIE	VEINE OMBILICALE	TRONC DE COMMUNICATION	OBSERVATIONS
PEYGOT et CRUVEILHIER 1832 (1).	Homme de 18 ans, mort par squirrhe au pilore.	Foie assez petit, mais sain.	Perméable et se continuant avec les veines cutanées abdominales.	Du sinus de la veine porte, le tronc veineux se porte par un trajet tortueux à l'ombilic où il communique avec des veines sous cutanées multiples dilatées et variqueuses.	Veines épigastriques normales. Pas d'ascite.
BUROW 1838 (5).			Perméable.	Les deux veines épigastriques, arrivées à l'ombilic, se réunissent, accompagnent la veine ombilicale et s'y réunissent pour aller à la veine porte.	
ROKITANSKY 1841 Trois cas (6).	Deux hommes et une femme.	Dans un cas, le foie était granuleux ; dans les deux autres, il était divisé en lobes par suite de l'oblitération de plusieurs rameaux de la veine porte par phlébite adhésive.	Dans les trois cas, ce serait la veine ombilicale perméable qui aurait établi la communication entre la veine porte et les veines cutanées abdominales.	Dans les trois cas, les veines dilatées étaient sous cutanées. Dans deux sujets (un homme et une femme) le *caput medusæ* était bien développé ; dans l'autre cas, étaient seules dilatées les veines d'un côté (ou indique pas lequel), et la dilatation variqueuse s'étendait aux veines cutanées du membre abdominal correspondant.	Rokitansky croit que l'existence d'une anastomose entre les veines cutanées abdominales et les veines ombilicales empêchait cette dernière de se restreindre. Il n'y avait d'ascite dans aucun cas.

SUITE DU CADRE SYNOPTIQUE

NOMS DES OBSERVATEURS	PARTICULARITÉS DIVERSES	ÉTAT DU FOIE	VEINE OMBILICALE	TRONC DE COMMUNICATION	OBSERVATIONS
BAMBERGER 1851 Trois cas. (7).	Probablement trois hommes adultes.	Dans deux cas, il était question de foie granuleux; dans le troisième de thrombose du tronc de la veine porte.	Dans les trois cas, la communication se faisait par la veine ombilicale perméable.	Dans un cas, plusieurs veines cutanées vont du pli de l'aine à l'ombilic et à la face antérieure du sternum. Un rameau va s'unir à la veine ombilicale au tiers inférieur de son parcours. Dans les deux autres, la veine ombilicale s'unit à la veine épigastrique droite, au niveau de l'ombilic.	Dans le premier cas, la veine ombilicale dans son tiers inférieur, était de 1^{mm} de diamètre, plus haut, en rejoignant le tronc veineux, ce diamètre devenait de 18 millimètres. Il n'est pas parlé d'ascite.
SAPPEY 1859 Premier cas. (8).	Homme de 40 ans.	Mort par cirrhose.	Cordon de la veine ombilicale normal, dans sa direction, sa position et son diamètre.	Du volume du petit doigt, il part de la branche gauche de la veine porte et va s'unir, au voisinage de l'ombilic, avec les veines épigastriques.	Pas d'ascite.
SAPPEY 1859 Second cas.	Homme de 50 ans.	Cirrhotique.	Cordon de la veine ombilicale normal, dans sa direction, sa position et son diamètre.	Communiquant avec le sinus de la veine porte et avec les veines épigastriques.	Pas d'ascite.

SUITE DU CADRE SYNOPTIQUE

NOMS DES OBSERVATEURS	PARTICULARITÉS DIVERSES	ÉTAT DU FOIE	VEINE OMBILICALE	TRONC DE COMMUNICATION	OBSERVATIONS
SAPPEY 1859 Troisième cas.		Cirrhose au début.	Cordon de la veine ombilicale normal, dans sa direction, sa position et son diamètre.	Du volume de l'artère radiale, partant du sinus de la veine porte adhérent à la veine ombilicale, et communiquant avec les veines épigastriques droites.	Outre le tronc veineux décrit plus haut, dans ce cas partaient de la face supérieure du foie, des rameaux multiples, qui entre les parois du ligament suspenseur, se portaient à la voûte du diaphragme et de là aux veines diaphragmatiques droites.
SAPPEY 1859 Quatrième cas.	Homme adulte.	Cirrhose au début.	Cordon de la veine ombilicale normal, dans sa direction sa position et son diamètre.	De la grosseur d'une plume de corbeau, il part du sinus de la veine porte à côté de l'insertion du cordon fibreux; et suivant le bord libre du ligament falciforme, va dans la veine épigastrique gauche.	Les veines portes accessoires qui proviennent du diaphragme sont légèrement dilatées.
SAPPEY 1859 Cinquième cas.	Homme.	Cirrhose épatique.	Normale.	Du volume de l'artère radiale, suivait le cordon de la veine ombilicale, et allait s'unir à la veine épigastrique gauche dilatée.	

SUITE ET FIN DU CADRE SYNOPTIQUE

NOMS DES OBSERVATEURS	PARTICULARITÉS DIVERSES	ÉTAT DU FOIE	VEINE OMBILICALE	TRONC DE COMMUNICATION	OBSERVATIONS
K L O B . 1859 (9).		Pas d'indication.	Perméable, de la grosseur d'un doigt, s'ouvre en haut dans la branche gauche de la veine porte, et en bas de l'ombilic, se met du côté interne de l'artère épigastrique inférieure gauche, pour aller à la partie inférieure de la veine iliaque externe gauche.		
CHAMPNEYS 1872 (10).	Femme de 48 ans.	Profondément altéré.	Deux pouces au-dessus de l'ombilic, elle reçoit le tronc veineux et reste perméable jusqu'au sinus de la veine porte.	Veine épigastrique droite de la grosseur d'une plume d'oie : cette veine se termine en bas comme d'ordinaire; au-dessus de l'ombilic elle s'unit à la veine ombilicale ouverte.	Ascite qui plus tard se résorba.

Theile, Henle, Champneys et d'autres auteurs rapportent encore un cas de SERRES, qu'ils disent avoir trouvé dans les Archives générales de médecine en 1823, et qui, par cela même, serait le premier cas noté ; mais Robin, qui eut occasion de consulter ce volume, affirme que le cas en question n'existe pas, on doit donc le considérer comme apocryphe.

NOTES ANNEXÉES AU CADRE SYNOPTIQUE

(1) MONRO. Elements of anatomy, 1825, II, 282. W. Krause in Henle, Handbuch der Gefæsslehre des Menschen, page 388.

(2) MENIÈRE. Observations relatives à une anastomose remarquable du système veineux général avec le système veineux abdominal (archives générales de médecine; Paris, 1826; tome X, page 381).

(3) MANEC. Recherches anatomico-pathologiques sur la hernie crurale. Paris 1826, in-4°, thèse, page 28-29, planche II, fig. 3.

(4) PEYGOT. *Bulletins dé la société anatomique*, Paris, 1833. C'est le même cas que celui de Cruveilhier, *Anatomie pathologique*, traduction italiènne. Florence, 1833; vol. II, page 340, tome III.

(5) BUROW. *Beitrag zur Gefæsslehere der Fœtus* (*Archic fur anat. and physiol.*, von I, Muller. Berlin, 1838); et Robin bien cité, p. 947.

(6) ROKITANSKY. *Traité complet d'anatomie pathologique;* première traduction italienne; Venise, 1852, vol. II, page 723.

(7) BAMBERGER. Granuliste heber (*Tchmidt's Jahrbücher*, Leipzig, 1851) et traité clinique des maladies du système chylo-poétique, traduction italienne sur la dernière édition allemande. Naples, 1873, page 660.

(8) SAPPEY. Mémoire sur un point d'anatomie pathologique relatif à l'histoire de la cirrhose (*Mémoire de l'Académie de médecine de Paris*, tome XXIII, 1859, page 269).— Dans ce Mémoire, se trouvent les deux premiers cas de Sappey, les trois autres cas se trouvent dans un rapport de Robin sur le Mémoire de Sappey, lu à l'Académie de médecine de Paris, dans la séance du 31 mai 1859, et publié par le *Bulletin de l'Académie de médecine*, tome XXIV, page 943. Dans ce rapport se trouve relaté et discuté ce qui a trait aux communications entre la veine porte et les veines de la circulation générale. Sappey, dans son *Traité d'anatomie*, seconde édition, note de la page 331, vol. IV, en citant son mémoire, dit qu'il est accompagné de quatre tables lithographiques, que je n'ai pu trouver dans le volume indiqué des *Mémoires de l'Académie de médecine de Paris*. je n'ai pas non plus trouvé d'indications qui me portassent à croire que des tables fussent jointes à ce Mémoire. Toutefois, dans l'ouvrage de Robin, intitulé : *Sur la rétraction. la cicatrisation et l'inflammation des vaisseaux ombilicaux, et sur le système ligamenteux qui leur succède* (*Mémoire de l'Académie de médecine de Paris*, tome XXIV, seconde partie, page 387). se trouve dans la table V, la figure 11, qui nous démontre le cinquième groupe des veines portes accessoires normales de Sappey.

(9) KLOB. *Zeitschr. d. Gesellsch. d. Acrzte zu Wien*, 1859, II, 46. Krause in Henle, page 388.

(10) CHAMPNEYS. Communication between the external iliac and portal veins *The Journal of anatomy and physiology;* may, 1872, p. 417.

[Ménière était alors interne à l'Hôtel-Dieu. Son observation date du 25 janvier 1826. Le sujet, mort la veille d'une méningite chronique, était âgé de quarante-cinq ans. Le tronc de communication. d'un volume considérable, allait de la veine iliaque externe droite au sinus de la veine porte hépatique. A l'endroit où la veine iliaque externe passe sous l'arcade crurale, une veine, du volume du doigt indicateur, se détache à angle droit de son côté interne, suit la direction du bord supérieur du pubis jusqu'à la symphyse, de là monte verticalement derrière la ligne blanche, arrive à l'ombilic, continue sa marche ascendante dans l'épaisseur du bord postérieur du ligament triangulaire du foie et s'ouvre enfin dans le sinus de la veine porte hépatique largement distendu.

Ménière eut occasion d'examiner la pièce anatomique qui donna lieu à l'observation de Manec, alors prosecteur à l'hôpital de la Pitié. Cette pièce était conservée depuis deux ans dans l'alcool.

Le sujet était un homme plus que *sexagénaire*. (L'explication de la figure qui représente cette anomalie indique qu'il s'agit d'une femme de trente ans et non d'un homme plus que sexagénaire.) — La veine iliaque externe droite fournissait, un peu au-dessus de l'arcade crurale, deux rameaux de la grosseur d'une plume à écrire qui se réunissaient bientôt formant une anse qui laissait passer l'artère obturatrice provenant de l'épigastrique. Le tronc montait flexueux vers l'ombilic en suivant la direction ordinaire de l'artère épigastrique. Le tronc accidentel, large, irrégulier, à parois extrêmement minces et transparentes, se portait au-dessus de l'ombilic. d'arrière en avant, dans un écartement de la ligne blanche, sortait par cette ouverture accidentelle et venait former une tumeur sous-cutanée du volume d'une noix.

La veine rentrait ensuite dans l'abdomen par la même voie, se plaçait dans le bord postérieur du repli triangulaire du péritoine, montait jusqu'aux deux tiers de la longueur de ce bord, s'éloignait alors sensiblement et s'ouvrait enfin dans le sinus de la veine porte hépatique.]

Dans le tableau précédent, je n'ai pas rapporté les trois cas de Monneret (1), ceux de Reynaud (2) et d'autres, qui ont une plus grande importance clinique qu'anatomique ; la

---

(1) MONNERET. *Loc. cit.*

(2) REYNAUD. *Des obstacles à la circulation du sang, dans le tronc de la veine porte et de leurs effets anatomiques et physiologiques. (Journal hebdomadaire de médecine).* Paris, 1829, t. 4 pag. 137 à 150.

manière dont s'opérait, avec la veine porte, la jonction des veines cutanées abdominales, anormalement développées, n'étant pas expliquée.

En examinant les cas précédemment cités et en cherchant à nous rendre compte de la manière dont se produit cette disposition, nous voyons bientôt qu'il est possible de les grouper en trois classes différentes.

1° Ce sont des anomalies vasculaires;

2° Le vaisseau veineux, au moyen duquel s'opère la circulation collatérale, est une veine porte accessoire, qui prend racine dans la partie sous-ombilicale des parois abdominales;

3° Le vaisseau veineux, n'est autre que la veine ombilicale, restée ou devenue perméable; cette veine au voisinage de l'ombilic s'anastomose avec les veines des parois abdominales.

Parmi les cas d'anomalie rentre certainement l'observation de Ménière. Ici, en effet, il n'existait dans les viscères abdominaux aucune altération capable de nous expliquer l'existence d'une semblable circulation collatérale, de plus, dans le tronc veineux, se trouvaient des valvules bien développées *(voir le cadre synoptique)*, ce qui nous indique clairement que la circulation se faisait de bas en haut, de la veine iliaque à la veine porte; et, pour cette raison, nous pouvons considérer ce cas comme un arrêt de développement analogue à la circulation abdominale des Batraciens, des Sauriens ou d'autres cétacés, comme je le dirai bientôt. C'est là l'unique cas qui se puisse comprendre dans cette catégorie.

Voici comment Ménière décrit ces valvules : De son origine inférieure jusqu'au niveau de l'ombilic, le tronc veineux a le volume d'un doigt indicateur; çà et là, on remarque des renflements séparés par des brides transversales, ce sont des valvules indiquées au dehors par des lignes blanches opaques; les parties dilatées sont minces et transparentes, le caillot noir qui les remplit en entier indique très-exactement leur trajet.

Les cinq cas de Sappey et le mien, par le parcours et les rapports du tronc veineux, par les altérations plus ou moins prononcées du foie, par l'existence toujours distincte du

cordon fibreux de la veine ombilicale, doivent indubitable-
ment être considérés comme des dilatations d'une ou de
plusieurs veines portes accessoires, qui courent entre les
deux feuillets du ligament suspenseur du foie.

Les autres cas sont considérés, par tous les auteurs qui
les rapportent, comme appartenant à la troisième catégorie,
c'est-à-dire comme cas de persistance de la veine ombilicale. Il est utile de faire quelques considérations à ce
sujet.

Remarquons tout d'abord que, le cas de Champneys
excepté, tous les autres furent observés avant 1859, c'est-
à-dire avant que Sappey ait fait ses recherches sur les veines portes accessoires. Cette circonstance a influé beaucoup
sur divers auteurs, dans l'appréciation de leurs observations.

Remarquons ensuite que la veine ombilicale, de l'ombilic
au sinus de la veine porte, ne donne et ne reçoit aucun
rameau à l'état normal. Les recherches faites dans ce but
par Cruveilhier, pour expliquer le cas qui est connu dans la
science sous son nom, restèrent infructueuses et ne purent
faire découvrir un rameau allant se jeter dans la veine ombilicale ; c'est pour cela qu'il fut poussé à croire que, dans
son observation, il avait à faire à une communication con-
génitale anormale entre les veines de la paroi abdominale
et la veine ombilicale qui se développe considérablement
dans des circonstances spéciales. Ces études répétées par
Sappey, dans le but de combattre la perméabilité de la veine
ombilicale, et aussi par Robin, sur une vaste échelle, con-
duisirent toujours à des résultats négatifs.

Et si, auprès de ces autorités marquantes pouvait se pla-
cer ma propre expérience, j'ajouterais qu'ayant injecté la
veine ombilicale chez des fœtus où elle est encore perméable,
jamais je ne vis de rameaux s'en détachant ou s'y rendant.
L'anatomie normale n'admet donc aucune communication
entre la veine ombilicale et les veines des parois abdominales.

Or, s'il en est ainsi, en admettant que la veine ombilicale
ne se ferme pas ou peut se rouvrir plus tard et devenir

sanguinis copia turgida atque extensa, comme disaitJean-Henri
Schulze à la fin des temps de Haller (1), où se portera ce
sang si nous n'avons pas de vaisseaux communiquant avec
la veine ombilicale. Et encore, comment apprécier l'opinion
de Rokitanski, lequel, dans l'explication des cas plus haut
décrits, ajoute (2): « Cette anastomose (entre la veine ombi-
« licale et les veines des parois abdominales) a pour consé-
« quence de maintenir la veine ombilicale ouverte après la
« naissance, et d'établir une communication anormale entre
« le système de la veine porte et les autres veines du corps.
« Dans ce cas, les veines des parois abdominales devien-
« nent peu à peu variqueuses, parce que l'ondée sanguine,
« qui passe naturellement par la veine porte, les empêche
« de se vider par la veine ombilicale, peut-être aussi parce
« que ce flux sanguin entre en entier de la veine porte
« dans la veine ombilicale. »

Il est donc évident, que l'on a fait au moins une exagération en voulant considérer le tronc anastomotique entre
la veine porte et les veines des parois abdominales comme
une veine ombilicale restée ouverte. Ce n'est pas à dire
pour cela, que ce fait ne puisse arriver (nous sommes mal-
heureusement habitués à ne rien voir d'absolu en anatomie,
surtout dans la disposition du système vasculaire), mais ce
sera toujours une disposition tout à fait exceptionnelle, à
laquelle on ne doit pas recourir pour se rendre raison de
phénomènes assez fréquents, qui peuvent d'ailleurs avoir
une explication plus plausible en les considérant comme
une amplification du groupe des veines portes accessoires
qui partent de la partie sous-ombilicale de la paroi antérieure
de l'abdomen.

Ce groupe de veines se trouve situé sur le bord libre du
ligament suspenseur en rapport très-étroit avec la veine
ombilicale, qu'elles accompagnent jusqu'au sinus de la veine
porte où elles se jettent au point même où finit la veine

---

(1) Schulze (Jean Henri). *Dissertatio de varis ombellicalibus nato-
rum et adultorum*.

(2) Rokitanski. Loc. cit., pag. 723.

ombilicale. Or, le cordon fibreux de la veine ombilicale, composé de fines fibres lamellaires, se transforme en menbrane par dissociation de ces fibres, reste très-apparent tant que tous ces faisceaux se trouvent réunis, mais pour peu qu'une cause quelconque les distende, ils perdent leur caractère primitif et deviennent à peine reconnaissables.

Supposons, par exemple, une lésion du foie qui provoque le développement d'une circulation collatérale de la veine porte par le groupe de veines dont nous venons de parler : celles-ci se trouvant étroitement unies aux restes fibreux de la veine ombilicale, dissocient ces éléments afin de s'étendre en diamètre, et se les approprient. Les veines apparaissent alors plus fortes en ce point; circonstance qui a fait naître et alimenter l'idée qu'on avait affaire à la veine ombilicale restée ouverte. Mais, dans ce cas, la veine ombilicale n'existe plus, elle a été absorbée par l'envahissement du tronc vasculaire qui s'y est substitué. C'est là l'application d'une loi commune en pathologie.

Il est donc certain que les anatomistes, cherchant la veine ombilicale sans la trouver, et observant à sa place ce tronc veineux, ont un peu trop prématurément conclu à la persistance de l'ouverture de cette veine. A ce propos, je ne puis être d'accord avec Sappey qui pense que les auteurs des observations rapportées plus haut n'ont pas fait mention du cordon de la veine ombilicale, parce que l'idée préconçue qu'elle était ouverte les prédisposait à un examen partial. Ils ont justement et consciencieusement observé; leur appréciation seule est entachée d'erreur. Une contre preuve de ce que je viens de vous dire se trouve dans les cas de Sappey et dans le mien.

Dans ces cas, en effet, le cordon de la veine ombilicale conserve ses caractères de position, de direction et de volume, le tronc veineux conserve aussi une certaine indépendance par rapport à ce cordon.

Et, si les relations du groupe des veines portes accessoires avec le cordon de la veine ombilicale ne se font pas toujours à partir de la cicatrice de l'ombilic, mais à différentes distances, suivant les cas, il en advient que la veine

ombilicale apparaît avec ses caractères normaux au point
où elle ne contracte point de rapports avec le tronc veineux.
Et, de fait, dans le cas de Champneys, le point d'union
entre le tronc veineux et le cordon de la veine ombilicale,
se trouvant à deux pouces de l'ombilic, — dans un cas de
Bamberger, entre le tiers moyen et le tiers inférieur de la
veine ombilicale — dans celui de Manec, entre le tiers supérieur et le tiers moyen, — le cordon de la veine ombilicale
étaient très-distinct, avec tous ses caractères fibreux dans
l'espace compris entre le point d'union et l'ombilic.

En raison de toutes ces considérations, je crois n'être
pas éloigné du vrai en concluant que les faits compris
dans la troisième catégorie et considérés par les auteurs
comme cas de persistance de la veine ombilicale, doivent
être rapportés à la seconde catégorie et regardés comme
une variété de rapports dans le développement des veines
portes accessoires.

Pour celui qui aurait encore quelque doute à cet égard,
je chercherai d'autres preuves tirées de l'étude des animaux. Et je rapporterai, avant tout, les expériences faites
par Schiff (1), en 1862. En cherchant à produire chez des
chats un rétrécissement graduel de la veine porte, il fit la
ligature et développa artificiellement un état variqueux
des veines comprises entre le ligament suspenseur du foie,
et en communication avec les veines épigastriques. Schiff, en
étudiant cette disposition, démontra que ces veines existent
non-seulement chez l'homme, mais encore chez la plus
grande partie des mammifères. Il décrit, en effet, deux
rameaux qui, partis de la veine épigastrique et de l'iliaque
externe, remontent jusqu'à la région de l'ombilic (en recevant aussi de petits rameaux de la vessie); à ce point ils se

---

(1) Schiff, *Schweizerische Zeitschrift für Heilkunde* 1862, Bd. I, et
Constatt's Jahresbericht, 1862, page 127. — Je n'ai pu consulter le tra-
vail original de Schiff, je l'ai cité d'après Luschka, *Die Anatomie des
Menschlichen Bauches*, page 339; de *l'Encyclopédie médicale italienne*,
art. *Abdomen*, du professeur Antonelli, vol. I, page 364, et de
Champneys, loc. cit.

réunissent en un tronc unique qui s'introduit dans le ligament suspenseur du foie, en recevant encore des rameaux du péritoine, et s'unit à la veine porte très-près du point où celle-ci rejoint les restes fibreux de la veine ombilicale. Schiff donne le nom de « *vena parumbilicalis* » au tronc unique qui traverse le ligament suspenseur. — Luschka confirme encore cette disposition chez l'homme.

Cette veine *parumbilicalis* de Schiff, ou cinquième groupe des veines accessoires de Sappey, non-seulement sert dans les altérations du foie à porter le sang de la veine porte dans les veines iliaques, mais peut, au contraire, conduire le sang à la veine porte et de là au foie, quand un obstacle existe au-dessous du point où se fait leur réunion avec celle-ci, ou lorsqu'il existe une obstruction de la veine cave inférieure.

C'est précisément de cette manière que s'opère la circulation à l'état normal, comme le démontre la disposition des valvules.

Cette disposition normale qui, chez nous, se trouve seulement exagérée dans les cas des diverses affections des organes abdominaux, est, chez les vertébrés inférieurs, un état normal. Ainsi, chez les batraciens, nous trouvons des rameaux qui proviennent des veines iliaques externes et qui, réunis entre eux sur la ligne médiane des parois inférieures de l'abdomen, se dirigent vers le foie où ils se distribuent, — les batraciens étant des animaux anallantoïdiens, on ne peut pas dire que la communication se fait par la veine ombilicale ; — il existe de même chez les sauriens une ample communication entre le système de la veine porte et les veines caves, par l'intermédiaire d'une veine sous-cutanée de la paroi inférieure de l'abdomen (1).

Chez les cétacés, d'après les observations de BAER (2),

(1) MILNE EDWARDS, *Leçons sur la physiologie et l'anatomie comparée de l'homme et des animaux*, vol. 3, page 401 et 444. JACOBSON. *Recherches anatomiques et physiologiques sur un système veineux particulier aux reptiles. Bulletin de la Société philomatique.* Paris, 1813.

(2) BAER, *Ueber das Gefasse system des Braunfisches.* (*Nova Acad. nat. curios.*, tom. XVII, page 401.)

les anastomoses du système de la veine porte avec les veines iliaques, sont plus développées que chez les autres mammifères. Cette assertion de Baer qui avait été mise en doute par Siebold et Stannius (1), fut confirmée pleinement par Serres et Gratiolet (2) qui, chez un Rorqual (*Balaenoptera*), virent que le tronc de chaque épigastrique avait une large relation avec le sinus persistant de la veine ombilicale, de telle manière qu'il existait une ample communication entre la veine porte hépatique et la veine cave inférieure, rappelant précisément la disposition des sauriens et des batraciens.

Il est certain qu'en considérant l'allantoïde comme une dépendance de la paroi abdominale, les vaisseaux ombilicaux émanant du réseau découvert par Rathke sur les faces latérales du feuillet cutané des parois abdominales primitives, on peut expliquer, on doit même admettre une connexion entre les veines de la paroi abdominale et la veine ombilicale ; mais, à peine la veine ou les veines ombilicales sont-elles formées, qu'elles acquièrent bientôt leur indépendance ; il ne pourrait en être autrement, eu égard à leur fonction.

Ce point controversé d'anatomie étant ainsi résolu, je veux, avant de terminer ces considérations noter, encore que, bien que les anastomoses entre la veine porte et les veines des parois abdominales soient fréquentes, il n'advient pas toujours, néanmoins, que la circulation dans la portion artérielle de la veine porte se rétablisse par ces veines des parois abdominales lorsqu'elle rencontre un obstacle.

Il me serait facile de rapporter ici le nombre d'exemples dans lesquels on n'a observé aucune circulation collatérale, même à la suite d'une injection préventive qui rendait plus

---

(1) Siebold et Stannius, *Nouveau manuel d'anatomie comparée*, tom. I, dans une note à la page 486.

(2) Serres et Gratiolet. Observations anatomiques sur un jeune Rorqual. — Système des veines caves supérieure et inférieure. (Comptes rendus de l'Académie des sciences de Paris, vol. LII, pag. 622, 625.)

évidente les voies de communication peu volumineuses, bien qu'on ait trouvé à l'autopsie des lésions du foie capables de rendre impossible toute circulation capillaire de la veine porte dans cet organe.

D'après cela, l'existence de veines dilatées et variqueuses sur la paroi abdominale et au visage de l'ombilic (*caput medusœ*) ne peut être prise comme élément sûr de diagnostic dans les affections du foie, parce que :

1° Ces veines dilatées n'existent pas toujours ;

2° Lorsqu'elles existent, elles ne sont pas toujours un indice d'altération de cet organe. Elles peuvent suppléer à la circulation de la veine cave inférieure constituant comme une espèce d'azygos antérieure ;

3° Enfin, quand elles existent, elles ne sont pas toujours superficielles et sous-cutanées ; elles sont souvent profondément situées au milieu des veines épigastriques.

Dans ce dernier cas, si le fait n'est pas palpable à la vue et au toucher, le stéthoscope appliqué au voisinage de l'ombilic donnerait la sensation d'un frémissement spécial, et cela d'autant que la veine aurait des proportions colossales, (comme par exemple dans notre cas), et formerait des inflexions brusques et fréquentes, capables de rendre manifestes l'existence d'un courant qui se serait établi entre ses deux parois, comme on peut s'en rendre compte par une observation de TROUSSEAU (second cas de SAPPEY) dans laquelle en appliquant l'oreille ou le stéthoscope sur l'abdomen du malade, on percevait comme une sorte de murmure continu.

Ce fait n'aurait certainement pas échappé à la vigilance et à l'habileté du clinicien distingué à qui était confié le traitement de notre malade, si l'hydrothorax gauche par sa force, son importance et sa gravité n'avait concentré en ce point toute l'attention du praticien. L'existence constatée d'une circulation par les veines de la paroi abdominale n'a donc pas dans les maladies du foie l'importance diagnostique qu'on lui attribue quelquefois. On ne peut non plus déduire beaucoup pour le pronostic, parce que, s'il n'existe d'hydropisie ascite, comme dans la plupart des cas plus haut décrits, il peut toutefois exister des lésions viscérales, toujours en rapport avec le reflux du sang dans la veine porte, telles qu'elles peuvent compromettre la vie du malade. On en trouve la preuve dans notre cas. En effet, bien que la voie de communication fût excessivement large, la mort fut préparée et provoquée par le reflux sanguin.

Je n'ai plus qu'un fait à noter.

Dans le cas que j'ai rapporté, il n'est pas douteux que le sang de la veine porte était directement versé dans le torrent de la circulation générale, sans avoir subi dans le foie les modifications nécessaires. Ce fait ne pouvait rester sans influence. De plus, s'il est vrai que le sang de la veine porte n'est pas toujours égal dans sa composition aux diverses heures de la journée, mais que, peu de temps après le repas, il contient des matériaux de réparation qui arrivent élaborés par l'estomac et l'intestin, il est évident que les troubles attachés à ce fait devaient avoir une intermittence.

Ne serait-il pas juste d'attribuer à cette circonstance l'entéralgie, la céphalée, l'insomnie qu'éprouvait la malade pendant la convalescence de l'hydrothorax, dans les premières heures de la nuit, c'est-à-dire peu de temps après le repas le plus copieux de la journée ?

Mais je m'arrête ici, craignant que mes déductions m'emportent un peu loin de mon but, qui était de faire connaître un fait de communication entre la veine porte et les veines iliaques droites, communication qui par son grand développement, et par les circonstances au milieu desquelles elles s'effectuait a peu d'analogues dans la science.

ADDENDA

[A propos des *anastomoses de la circulation porte avec la grande circulation*, M. Giacomini dit : « Nous possédons une observation de *Fauvel*, rapportée dans une thèse de *Gubler* qui nous apprend que par suite de l'état cirrhotique du foie, *les veines œsophagiennes furent trouvées variqueuses.....* »

Le cas observé dans le service de M. *Siredey*, à l'hôpital de Lariboisière, lu à la Société anatomique par son interne, M. Fiouppe, est un cas identique à celui qu'a relaté M. Gubler.

Rappelons sommairement à ce propos les expressions de ce dernier observateur :

. . . .

« Une disposition analogue doit nécessairement exister sur une
« moindre échelle vers l'orifice cardiaque de l'estomac, quoiqu'elle
« n'ait pas été l'objet d'une mention spéciale de la part des ana-
« tomistes. Là, en effet, comme à la fin du tube digestif, on
« trouve un terrain neutre sur lequel se rencontrent deux sortes
« de veines, dont les unes se rendent par l'azygos et d'autres
« branches de la grande circulation, tandis que les secondes
« aboutissent à la veine porte par le coronaire stomachique.

« L'hypothèse de M. Gubler, dit M. *Fiouppe*, nous paraît vérifiée
« par notre observation (1). Car il est infiniment probable que c'est
« par les veines œsophagiennes que s'est opéré le courant de dérivation
« qui s'établit ordinairement par les veines accessoires portes. Et
« ainsi s'explique l'absence de dilatation des veines superficielles
« de l'abdomen. »]

[Nous avons terminé la traduction que nous avons entreprise du long et très-intéressant travail de l'anatomiste de Turin, observateur aussi attentif que savant profond. Nous avons accumulé tous nos efforts pour rendre le plus exactement et le plus fidèlement possible la pensée et le style de l'auteur. Puissions-nous ne pas être restés trop au-dessous de la tâche difficile que nous nous sommes imposée, heureux si nous avons pu apporter quelque lumière dans le point anatomique en question.]

---

(1) Société anatomique. Séance du 6 février 1874. *Cirrhose du Foie, Hématémèses, Varices œsophagiennes*.

EXPLICATION DES FIGURES

Figure 1ʳᵉ. — Elle représente la partie droite d'une coupe antéro-postérieure de la cavité abdominale et thoracique un peu à gauche de la ligne moyenne. Tous les viscères de la cavité abdominale ont été enlevés à l'exception du foie et des reins. On voit le parcours et les rapports du gros tronc veineux du point où il naît du foie pour se glisser entre les parois du ligament suspenseur, jusqu'au point où il se jette directement dans la veine iliaque externe et dans la veine iliaque interne au moyen de la veine obturatrice.

Les principales particularités se trouvent signalées dans la figure seconde.

Figure 2ᵉ. — Cette figure démontre la manière exacte dont le rameau veineux se continue avec la veine porte, et indique les principales particularités indispensables pour l'intelligence de l'observation :

I. Os du pubis ;

II. Face latérale gauche du sacrum ;

III. Lobe droit du foie ;

IV. Lobe gauche ;

V. Rein gauche.

A, veine grande mésaraïque. — B, veine splénique. — C, tronc de la veine porte. — D, branche droite de la veine porte. — E, rameau de la branche gauche qui se distribue au lobe gauche. — FF, rameaux se détachant aussi de la branche gauche, entrant dans la substance du foie, mais ne s'y distribuant pas ; ils forment un chiffre 8 et se réunissent entre eux pour constituer le tronc veineux K. — G,

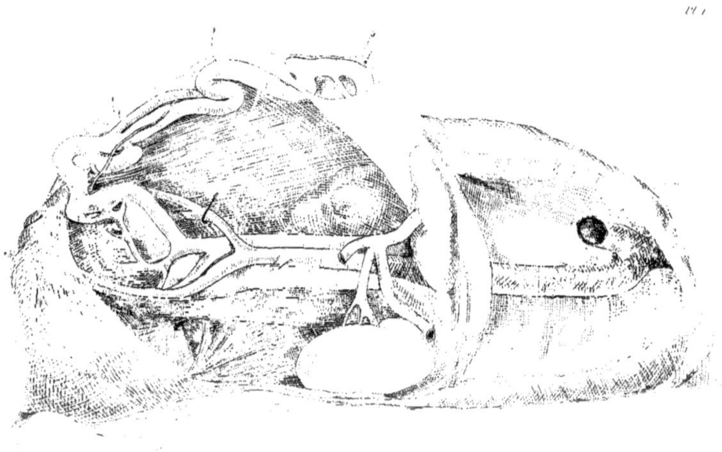

Jasmagny sculp.

veine ombilicale convertie en cordon fibreux qui, d'une
part, s'insère à l'ombilic O, et, d'autre part, à la branche
gauche de la veine porte, au point où se détachent les deux
rameaux FF'. — H, deux des ramuscules qui se détachent
des rameaux FF' et qui se distribuent à la substance du
foie à la manière de la veine porte. — K, tronc veineux au
moment où il se trouve enroulé dans les deux lames du
ligament suspenseur. — LL', rameau qui se détache du
tronc K alors qu'il parcourt le ligament suspenseur, et qui
se porte en haut pour se continuer vers la veine diaphragmatique inférieure droite. — O, cicatrice ombilicale. —
K'K', trajet, inflexions et îles du tronc veineux dans la
portion sous-ombilicale. — P, embouchure principale du
tronc veineux dans la veine iliaque externe droite immédiatement derrière l'arcade crurale. — R, veine obturatrice
qui reçoit quelques rameaux du tronc veineux. — Ie, veine
iliaque externe droite grandement développée. — Ii, veine
iliaque interne droite. — Ip, veine iliaque primitive gauche
tronquée. — T, veine cave ascendante :

1° Artère iliaque externe droite coupée à la moitié de
son trajet;

2° Artère épigastrique qui entre en rapport avec le gros
tronc veineux K'K', qui ne serait lui-même que sa veine
collatérale;

3° Premier rameau que donne l'artère épigastrique aux
parois abdominales, et qui se trouve accompagné de deux
veines;

4° Second rameau que donne la même artère, et qui
s'enfonce dans la seconde île du tronc veineux;

5° Terminaison supérieure de l'artère épigastrique qui
se cache entre les deux rameaux du tronc veineux constituant la première île, et qui se continue en haut dans l'artère mammaire interne.

La pièce anatomique se trouve au Musée d'anatomie
de Turin.

Boulogne (Seine). — Imprimerie JULES BOYER et Cie.

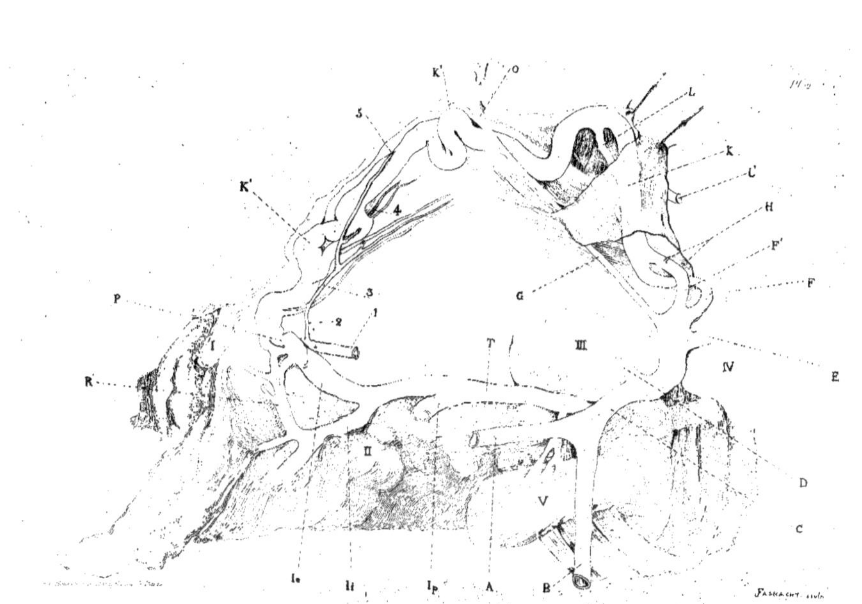

5
K'
K'
O
L
K
C'
H
F'
F
4
3
2
1
P
I
R
G
T
III
IV
E
D
C
V
II
I₀
I₁
I_p
A
B
Faskacht. sculp.